I0089560

LINTELIGENCIA EMOCIONAL Y TU EQ

LA GUÍA PRÁCTICA PARA DOMINAR TUS
EMOCIONES, DESARROLLAR AUTOCONCIENCIA,
MEJORAR TUS HABILIDADES SOCIALES, Y
AUMENTAR TU INFLUENCIA MIENTRAS
CONSTRUYES RELACIONES MÁS FUERTES Y
PROFUNDAS

LITA GORDILLO

ÍNDICE

Copyright 2019 - Todos los derechos reservados.

El contenido de este libro no puede reproducirse, duplicarse o transmitirse sin el permiso directo por escrito del autor o el editor.

Bajo ninguna circunstancia se atribuirá culpabilidad ni se responsabilizará legalmente al editor ni al autor de ningún daño, reparación o pérdida monetaria debido a la información contenida en este libro. Ya sea directa o indirectamente

Aviso Legal:

Este libro está protegido por los derechos de autor. Este libro es únicamente para uso personal. No se podrá enmendar, distribuir, vender, usar, mencionar o parafrasear cualquier parte o contenido de este libro, sin el consentimiento del autor o editorial.

Aviso de exención de responsabilidad:

Favor de notar que la información contenida en este documento es solo para fines educativos y de entretenimiento. Todo el esfuerzo fue hecho para presentar información precisa, actualizada y completa. Ningún tipo de garantía viene declarada o implícita. Los lectores reconocen que el autor no está comprometido en presentar consejos legales, de tipo financieros, médicos, ni profesionales. El contenido de este libro ha sido obtenido de diversas fuentes. Favor de consultar a un profesional antes de intentar realizar cualquiera de las técnicas descritas en este libro.

Al leer este documento, el lector acepta que bajo ninguna circunstancia el autor es responsable de las pérdidas, directas o indirectas, que ocurran como resultado del uso de la información contenida en este documento, incluidos, entre otros, - errores, omisiones o inexactitudes.

INTRODUCCIÓN

Querido lector, en este libro quiero regalarte todas las herramientas que necesitas para ser capaz de desarrollar la inteligencia emocional en tu vida... quiero acompañarte a emprender un nuevo viaje, un viaje en el que te ayudaré a darle un giro de 180 grados a tu vida, en el que serás capaz de reconocer tus emociones, entenderlas y gestionarlas correctamente.

En primer lugar, hablaremos sobre los aspectos básicos de la inteligencia emocional, abordando aspectos como: su significado, su importancia y el perfil de una persona que ha desarrollado la inteligencia emocional. Posteriormente, comenzaremos a conversar sobre diversas relaciones entre la inteligencia emocional y otros aspectos, el primero que analizaremos será: la relación existente entre la inteligencia emocional y el éxito, tomando en consideración la definición del éxito, la relación entre esos aspectos ya mencionados, y la importancia de la misma para las personas.

¿Quieres ser una persona exitosa? ¡No te pierdas de esta sección!, debido a que te ayudará a diseñar tu propia versión del éxito, y a alcanzarlo.

En segundo lugar, abordaremos otro tema más profundo: los componentes de la inteligencia emocional, los cuales son: la autoconsciencia, la autorregulación, la motivación, la empatía y la habilidad social, y adicionalmente te mostraré cuál es la importancia de la existencia de esos componentes y de lo que significa que nosotros como seres humanos los conozcamos y los pongamos en práctica. Es importante que estés súper atento de lo que te hablaré en este capítulo, debido a que aprenderás cuáles son las manifestaciones de la inteligencia emocional en tu vida.

En este sentido, analizaremos dos componentes esenciales y primordiales de la inteligencia emocional: el autoconocimiento y el autocontrol, abordando conceptos como: el significado de cada uno y su respectiva importancia, así como la relación entre uno y otro.

En tercer lugar, hablaremos sobre la inteligencia emocional y las relaciones interpersonales, tomando como punto de partida la definición de las relaciones interpersonales y avanzando a la relación entre la inteligencia emocional y este tipo de relaciones, culminando con la importancia de las mismas. La finalidad de esta sección es que puedas observar de primera mano en qué y cómo afecta a tus relaciones con otras personas, poder ser capaz de reconocer y entender tus emociones, así como las emociones de los demás.

Por otra parte, tocaremos el punto de las emociones y cómo afecta su control y correcta gestión en el liderazgo... analizaremos el concepto de líder y lo compararemos con la definición de jefe, abordaremos el concepto de las emociones, y adicionalmente y para entrar de lleno al tema, hablaremos sobre la relación entre las emociones y el liderazgo, es decir, cómo te ayuda en ser líder tener un correcto manejo de las emociones, y cómo te sabotea no tenerlo.

En otro orden de ideas, es menester que te preguntes: ¿siempre estás pendiente de lo negativo que ocurre a tu alrededor?, ¿te desmotivas con facilidad? Sí es así ¡no te pierdas la siguiente sección!, debido a que avanzaremos al estudio de la automotivación, de su definición, su importancia y de la existencia de desmotivadores que nos roban la motivación continuamente.

Adicionalmente, para que puedas tener control sobre tus emociones y de tus actitudes, dedicaremos un capítulo especial para evaluar tus reacciones y actitudes ante las situaciones que se presentan continuamente a tu vida; en este sentido, abordaremos los siguientes conceptos: la conducta reactiva, la conducta proactiva, cómo reaccionas ante lo que ocurre en tu entorno, y algunas recomendaciones para evaluar tus actitudes y ser más consciente de ellas.

Por último, abordaremos dos temas sumamente importantes e interesantes: los beneficios del manejo correcto de las emociones, y algunas claves para controlar tus emociones.

¡¿Estás listo para abrir tu mente a todas las prácticas que te regalaremos?! Mantente atento para cambiar tu vida y darle un giro de 180 grados.

INTELIGENCIA EMOCIONAL: ASPECTOS BÁSICOS

¿*A*lguna vez te has preguntado por qué unas personas controlan mejor sus emociones que otras?, o quizás ¿por qué algunos 'se ahogan en un vaso de agua' y otros no?, o tal vez ¿por qué algunos son capaces de reconocer oportunidades dentro de los problemas, mientras que otros no pueden? Todas estas preguntas tienen una respuesta en común: la inteligencia emocional.

Bien sabemos que existen diversos tipos de inteligencia: la inteligencia social, la musical, la lógico-matemática y muchísimas otras, dentro de las que se encuentra la inteligencia emocional, y dada su importancia para el desarrollo de las personas en sociedad, queremos comenzar este audiolibro explicando todos los aspectos básicos que necesitas conocer sobre la inteligencia emocional, con la finalidad de que más adelante profundicemos más.

¿Qué es la inteligencia emocional?

Como dijimos anteriormente, la inteligencia emocional es un tipo de inteligencia, el cual se basa en que el ser humano que la ha desarrollado es capaz de comprender y manejar sus propias emociones, así como es capaz de entender las emociones de los demás, en consecuencia, la persona que es inteligente emocionalmente, tiene la habilidad de manejar sus propias emociones, y entender las emociones ajenas.

Lo más importante dentro de la definición de inteligencia emocional, es que las personas que la poseen son capaces de reconocer qué está sucediendo en su interior, qué están sintiendo, cuál es la razón de ser de sus emociones, y cómo manejarlas inteligentemente; de igual manera, son capaces de entender las situaciones de otras personas, qué emoción están viviendo, por qué la experimentan, e incluso pueden dar recomendaciones sobre otras perspectivas más positivas de la misma situación que aqueja a la otra persona.

La inteligencia emocional es necesaria para el

desarrollo en sociedad de cualquier persona, debido a que, si tú no eres capaz de reconocer y manejar lo que sientes y de poder comprender a los demás, te será demasiado complicado poder relacionarte con otras personas, e incluso te será cuesta arriba conocerte mejor a ti mismo... ¡pero tranquilo!, estás en el lugar correcto para aprender cómo desarrollar la inteligencia emocional.

¿Cuál es la importancia de la inteligencia emocional?

Al ser una persona que ha logrado desarrollar la inteligencia emocional vas a tener en tus manos todas las herramientas necesarias para ser una persona feliz, próspera, exitosa y llena de vida, es decir, es la inteligencia emocional la que te provee las herramientas para que puedas lograr todas tus metas en la vida, sean origen personal o profesional; adicionalmente, es la inteligencia emocional la que te permite ser una persona sana, y mientras vayas construyendo esa sanidad y paz mental, más feliz serás.

¡La inteligencia emocional está en tú cerebro! Muchas personas afirman que ellos no tienen inteligencia emocional, que simplemente no la poseen y que así van a ser siempre... ¿eres una de esas personas? En caso de que ese sea tu pensamiento o el de alguna persona que conozcas: ¡te tengo una sorpresa!, la inteligencia emocional puede ser desarrollada por cualquier persona, debido a que todos tenemos ese "centro de control" de las emociones, ubicado en el tronco encefálico, denominado neocórtex, y su desarrollo en los seres humanos es incluso anterior que lo conocido como el cerebro racional.

Entonces, como todos tenemos ese centro de comando de las emociones, todos somos capaces de desarrollar la inteligencia emocional, pero para eso debemos emprender un viaje para poder reconocer, entender y manejar nuestras sombras, nuestras creencias debilitantes, nuestros prejuicios y todo aquello que enceguece e impide el desarrollo de la inteligencia emocional.

¡Sal de tu zona de confort!, y emprende el viaje que cambiará tu vida para viaje: el desarrollo de la inteligencia emocional.

¿Cómo es el perfil de una persona que ha desarrollado la inteligencia emocional?

Una persona que ha salido de su zona de confort y se ha atrevido a desarrollar su inteligencia emocional, lleva consigo las siguientes características.

- Reconoce sus emociones y la causa de ellas.
- Sabe manejar sus emociones.
- Tiene una actitud positiva ante los problemas.
- Reconoce y comprende las emociones de los demás.
- Se comunica de una forma asertiva.
- No cae en el estrés ni la ansiedad, y evita provocarlo en otros.
- Es capaz de vivir sus emociones desde un estado de serenidad que le permite pensar. No permite que las emociones lo abrumen.
- Es una persona enfocada y productiva.
- Tiene la capacidad de liderar.
- Es una persona que tiene un buen descanso por las noches y lo valora.
- Es capaz de ofrecer un punto de vista positivo sobre el problema que aqueja a la otra persona.
- Incrementa el bienestar psicológico y social.
- Tiene buenas relaciones con otros.
- Tiene todas las herramientas del crecimiento personal.
- Es consciente de que no puede controlar las situaciones o a otras personas, solo sus propias actitudes.

¡Las personas con inteligencia emocional le 'sacan el jugo' a la vida!

Puedes observar que son una gran cantidad de características positivas las que tienen las personas que han desarrollado la inteligencia emocional, pero esto no significa que sea perfectos, debido a que todos los seres humanos somos imperfectos, cometemos errores, y tenemos altibajos, pero el haber desarrollado la inteligencia emocional les da una gran ventaja: tienen al alcance de su mano muchas de las características anteriores que los ayudan a mejorar su calidad de vida.

2

RELACIÓN ENTRE INTELIGENCIA EMOCIONAL Y EL ÉXITO PERSONAL

*L*uego de haberte explicado los aspectos básicos de la inteligencia emocional, es importante que vayamos profundizando en este tema que tiene 'tanta tela que cortar', por ende, a continuación vamos a abordar la relación entre la inteligencia

En la sección anterior te adelantaba que la inteligencia emocional te regala todas las herramientas para ser una persona exitosa, pero… ¿por qué?, ¿qué es lo que te da la inteligencia emocional?, ¿qué relación existe entre uno y otro? A todas esas preguntas les daremos respuesta en esta sección; ¡permanece atento!, para que descubras cómo alcanzar el éxito.

¿Qué es el éxito?

El éxito puede ser definido como el resultado positivo de una acción emprendida, es decir, cuando los seres humanos llevamos a cabo una acción aspirando recibir una consecuencia positiva, y al final alcanzamos ese resultado esperado, se puede afirmar que tuvimos 'éxito'; sin embargo, esa definición es sumamente amplia, el beneficio de eso es que puede aplicar a cualquier aspecto, pero el perjuicio es que quizás se nos puede hacer más difícil reconocer cuando hemos alcanzado el éxito.

Es por lo anterior que te propongo lo siguiente: diseña tu propia definición del éxito… ¿crees que no eres capaz?, ¿que no podrás hacerlo?, ¿que no sabes cómo se hace? ¡Tranquilo!, sigue las siguientes recomendaciones:

- Lleva a cabo prácticas que te ayuden a conectarte contigo mismo y a conocerte mejor, como: las afirmaciones positivas, la introspección, las visualizaciones, la meditación.
- Visualiza qué es lo que quieres alcanzar a nivel personal, familiar, profesional y espiritual.
- Piensa en las metas que quieres lograr a lo

largo de tu vida y ubícalas en los aspectos anteriores.

- No te olvides de plasmar la ayuda a los demás en tu definición de éxito.
- Realiza un mapa conceptual para que puedas organizar tus pensamientos en él.
- Coloca tu mapa en un lugar visible para que siempre puedas verlo y recordar qué significa para ti el éxito.

¡Atrévete a definir qué significa el éxito para ti, cómo se compone, y cuál es su esencia!, esto le dará más sentido y razón de ser a tu vida.

¿Cuál es la relación entre inteligencia emocional y éxito personal?

Luego de haber definido de forma general el éxito, y de haberte invitado a que elabores tu propia definición del mismo, es momento de analizar el punto central de esta sección: la relación existente entre la inteligencia emocional y el éxito personal.

Desde mi punto de vista la relación es bastante obvia: el desarrollo de la inteligencia emocional te regala todas las herramientas necesarias para alcanzar el éxito... a ver, ¿qué se necesita para ser una persona exitosa?

Debo aclarar que lo que cada quien necesite para ser exitoso depende de sí mismo, de lo que quiere lograr y alcanzar en la vida, sin embargo, en líneas generales debemos tener, al menos, las siguientes características:

- Tener una actitud positiva para afrontar las dificultades como oportunidades de crecimiento personal y profesional.
- No permitir que las emociones te abrumen y te enceguezcan el pensamiento.
- Tomar decisiones con 'cabeza fría', es decir, desde la calma y la serenidad, analizando cuidadosamente las consecuencias negativas y positivas que pueden derivar de cada decisión y en base a esas consecuencias tomar la decisión más adecuada.
- Reconocer y comprender las emociones de los demás para tener relaciones interpersonales sanas.
- Practicar la asertividad.

Cualquier persona que quiera ser exitosa debe practicar, como mínimo, las características que te acabo de nombrar, de lo contrario, te puedo asegurar, que no haberlas desarrollado le pasará factura.

La única forma de desarrollar todas esas característisticas necesarias para ser personas exitosas es a través del desarrollo de la inteligencia emocional… he ahí la relación entre la inteligencia emocional y el éxito.

¿Cuál es la importancia de la relación entre inteligencia emocional y éxito personal?

Para determinar la importancia de cualquier asunto, debemos determinar qué nos provee, qué nos regala, en qué nos beneficia; y desde mi punto de vista los beneficios de la relación entre la inteligencia emocional y el éxito están sumamente claros: te ayudan a alcanzar tu propia definición del éxito, a ser feliz, y consecuentemente a ser una persona próspera, que goza de bienestar y satisfacción personal y profesional, llena de alegría, motivación y vitalidad… en conclusión, la importancia de la relación entre la inteligencia emocional y el éxito personal, es que te ayudan a convertirte en tu mejor versión.

En este sentido, se puede afirmar que la inteligencia emocional te provee de todas las herramientas necesarias para que puedas alcanzar tu propia versión del éxito… eso es lo más bonito de su importancia: a través de la inteligencia emocional puedes hacer realidad todos tus sueños; así, sin límites, sin impedimentos, sin ataduras: la inteligencia emocional hace posible que el cielo sea el límite para ti, para tu vida, para tus relaciones, para alcanzar tu propio éxito.

No hay que olvidar que el éxito personal es lo que tú quieres que sea para ti mismo, abarcando los aspectos personales, familiares, profesionales y espirituales de tu vida... la inteligencia emocional te ayuda a conectar esos aspectos y equilibrarlos de tal manera que puedas cumplir lo que significa el éxito para cada uno de ellos de forma individual, así como también para todos vistos desde una forma colectiva y desde la interrelación de los mismos.

3

COMPONENTES DE LA
INTELIGENCIA EMOCIONAL

*L*a inteligencia emocional es un tipo de inteligencia compleja, con esto me refiero a que no viene sola, sino que se encuentra integrada por una gran cantidad de componentes, que hacen posible que la inteligencia emocional pueda existir y pueda ser desarrollada por cualquier ser humano dispuesto a salir de su zona de confort.

Son tan importantes estos componentes, que he diseñado esta sección para que puedas conocerlos, relacionarte con ellos, y al final, tener las herramientas para poderlos desarrollar en tu vida.

¡¿Está listo para salir de tu zona de confort y desarrollar la inteligencia emocional?! Sigue atento para que conozcas todos sus componentes.

Autoconsciencia y autorregulación.

Son unos de los componentes más importantes de la inteligencia emocional, referidos a la conexión y al conocimiento de que tiene cada uno sobre su propio ser, y a la capacidad de las personas, que han desarrollado la inteligencia emocional, de controlar sus emociones y sus acciones. En virtud de su importancia he creado una sección aparte que los aborda con mayor profundidad, por ende, te invito a seguir atento para que los descubras.

Motivación.

La motivación es la razón de ser para que una cosa ocurra o para que una persona se comporte de una determinada manera, es decir, la motivación es la razón externa o interna para que un suceso ocurra; por ejemplo: si yo afirmo que quiero desarrollar la inteligencia emocional para ser exitoso, la motivación para poner todos mis esfuerzos en desarrollar la inteligencia emocional es ser exitoso; o si afirmo que voy a aprender a trabajar de una forma más inteligente porque quiero más dinero para cumplir mis sueños, la motivación para aprender a trabajar de una mejor forma es lograr obtener ese dinero que quiero.

Podemos entender entonces que las personas pueden sentirse motivadas a hacer, literalmente, cualquier cosa, y que esa motivación puede venir de un factor externo o de uno interno como observamos en los dos ejemplos anteriores; en este sentido, las personas con inteligencia emocional deben ser personas motivadas internamente, motivadas para cumplir sus sueños, motivadas para aprender más, motivadas para convertirse en la mejor versión posible de sí mismos.

Empatía.

Es la capacidad de reconocer las emociones de otras personas y poder entenderlas desde la esfera de esa persona que se siente afectada, sin perder la objetividad para poderle ofrecer a esa persona otra perspectiva del problema o situación que le aqueja. La empatía se caracteriza por ser un componente de la inteligencia emocional que ayuda a la persona que la ha desarrollado a entender a los demás desde su posición de vida, pero sin perder la objetividad, lo que facilita y mejora las relaciones interpersonales.

Habilidad social.

Daniel Goleman fue quien acuñó la teoría de la inteligencia emocional, asegurando que la habilidad social es el quinto componente de este tipo de inteligencia, y que se basa en la capacidad que tiene la persona de aprovechar las relaciones con los demás para promover sus ideas, utilizando las cualidades y virtudes de: la simpatía, la confianza, el carisma y el respeto.

Es la habilidad social la que nos permite interrelacionarnos correctamente con las demás personas, de una forma sana, desde la honestidad, los buenos valores, y el respeto a la dignidad humana.

Importancia de los componentes.

La importancia de los componentes de la inteligencia emocional la podemos analizar desde dos puntos de vista: desde la importancia de los componentes en sí mismos, y desde la importancia de que nosotros como personas tengamos conocimientos de la existencia y del significado de esos componentes.

En primer lugar, la importancia de los componentes en sí mismos radican en que a través de ellos se manifiesta la inteligencia emocional, por ende, para verdaderamente desarrollar la inteligencia emocional debemos conocernos a nosotros mismos, comprendernos y controlar nuestras emociones y nuestras conductas, ser motivados desde nuestro interior, sentir empatía hacia las otras personas y tener habilidades sociales... si alguno de esos componentes falla, estaría fallando de forma general la inteligencia emocional, y esto se debe a la interrelación que tienen los componentes entre sí, como, por ejemplo: si una persona no siente empatía por los demás, ¿cómo podría ser capaz de poner en práctica las habilidades sociales de una forma honesta y sana? ¡imposible!

Podemos observar entonces que, para ser inteligentes emocionalmente debemos encargarnos de desarrollar cada uno de los componentes a través de los cuales se manifiesta la inteligencia emocional y ponerlos en práctica en la cotidianidad; de igual manera, debemos ser conscientes de las interrelaciones existentes entre cada uno de los componentes, debido a que, si nosotros como personas estamos fallando en alguno, significa que estaremos también fallando en otro.

En segundo lugar, la importancia de los componentes para nosotros, es que conocerlos nos permite a su vez conocer, qué debemos desarrollar en nosotros, qué es lo que ya tenemos, en qué debemos enfocarnos más y qué debemos aprender mejor, todo con la finalidad de desarrollar la inteligencia emocional; es decir, conocer los componentes nos permite comparar cada uno de ellos desde sus conceptos y teorías, con nuestra vida de forma particular, y así lograr determinar qué nos hace falta para desarrollar la inteligencia emocional y adquirir todos sus beneficios que explicaremos más adelante, pero que de forma general se resumen en proveernos de las herramientas necesarias para ser felices, prósperos, serenos, exitosos, llenos de paz, motivación, alegría y vitalidad.

4

EL AUTOCONOCIMIENTO Y AUTOCONTROL

*E*n esta sección quiero hablarte de los dos primeros pilares identificados por Daniel Goleman como componentes de la inteligencia emocional: el autoconocimiento o autoconsciencia y el autocontrol o autorregulación; abordando temas como: su significado, su expresión en la vida de las personas, su importancia, y la relación entre ambos.

¡Mantente atento! Estos pilares son fundamentales para desarrollar la inteligencia emocional, sin ellos verdaderamente es imposible ser personas inteligentes emocionalmente.

¿Qué es el autoconocimiento?

La autoconsciencia o autoconocimiento es la capacidad de que la persona se conozca a sí misma, conozca sus fortalezas, sus talentos y habilidades, así como sus errores, fallas y altibajos; de igual manera, la persona que la ha desarrollado es capaz de reconocer sus emociones y de saber cuál es el origen de las mismas.

El autoconocimiento es tener plena consciencia de lo que ocurre en tu interior, es la conexión plena entre el cuerpo y el alma, y que seas consciente de ella... es poder observarte con honestidad: ver tus fortalezas, pero también tus imperfecciones, ver tus emociones, pero también su causa.

¿Cuál es la importancia del autoconocimiento?

El autoconocimiento es el primer pilar que debes buscar consolidar dentro de la inteligencia emocional, debido a que si no eres capaz de conocerte a ti mismo ¿cómo esperas poder conocer a los demás?, ¿cómo esperar controlar tus emociones?, ¿cómo esperas sentir empatía?, ¿cómo esperas poder desarrollar habilidades sociales?, ¿cómo esperas motivarte?... ¿cómo esperas ser inteligente emocionalmente si ni siquiera te conoces a ti mismo?

En base a lo anterior, la importancia de la autoconsciencia es que nos permite mejorar la relación con nosotros mismos, al mismo tiempo de que desarrollamos los demás componentes de la inteligencia emocional... el autoconocimiento nos permite profundizar en el conocimiento de nosotros mismos y conectarnos más con nuestro interior.

¿Qué es el autocontrol?

El autocontrol o también denominado como auto-rregulación es el segundo componente más importante de la inteligencia emocional, debido a que permite a la persona que lo ha desarrollado, poder controlar sus emociones, sus reacciones y sus conductas ante una determinada situación, una persona, o una circunstancia.

Luego del autoconocimiento lo que sigue es el auto-control, es decir, después de que aprendas a cono-certe, después de que aprendas a reconocer tus emociones, después de entenderte y de comprender el origen de tus emociones y acciones, lo que sigue es que aprendas a controlarlas, que aprendas a gestionar tus emociones, que aprendas a controlar lo que haces, cómo reaccionas ante las situaciones que te presenta la vida, cómo te comportas y cómo actúas.

La autorregulación se refiere a la correcta gestión de las emociones y de las acciones... y, ¿cómo saber qué es lo correcto? Para gestionar de una forma idónea tus emociones, debes aprender a reconocerlas, a conocer su origen, a descubrir por qué surgen, pero simultáneamente evitarles que se apoderen de ti, que te abrumen y te enceguezcan, sino que puedas vivirlas desde la serenidad; adicionalmente, para gestionar correctamente tus conductas, siempre debes buscar actuar desde la calma, tomar decisiones luego de evaluar sus consecuencias de una forma atenta y minuciosa, y siempre comunicarte desde la asertividad.

¿Cuál es la importancia del autocontrol?

La importancia de este segundo pilar de la inteligencia emocional radica en que, la persona que lo ha desarrollado tiene en su poder todas las herramientas necesarias para reconocer y regular sus emociones, así como controlar sus acciones.

La autorregulación te permite ser consciente de todo tu ser: de tus pensamientos, de tus acciones, de lo que dices e incluso de tu lenguaje corporal... te permite tener una conexión con tu cuerpo, tu mente y tu alma, con la finalidad de entender lo que sucede dentro de ti y de regularlo.

Es importante tomar en consideración que el

término 'regular' o 'controlar', no hace referencia a limitar lo que sientes, a privarte de tus emociones, o a esconder lo que sucede dentro de ti, por el contrario, te permite vivir y sentir todo lo que sucede en tu interior, pero sin permitir que abrume todo tu ser, que enceguezca tu visión, ni que pierdas el control sobre lo que piensas, dices y haces, es decir, vivir tus emociones sin permitir que ellas se apoderen de ti.

¿Existe alguna relación entre el autoconocimiento y el autocontrol?

¡Por supuesto que sí! Tienen una relación demasiado importante, debido a que estos dos principales componentes de la inteligencia emocional están interrelacionados, y si no me crees hazte las siguientes preguntas: ¿qué tan bien puedes conocerte y estar conectado contigo mismo si no puedes controlarte?, ¿qué tan bien puedes regular tus emociones si ni siquiera las conoces? La respuesta para ambas preguntas es que se trata de algo imposible.

En base a lo anterior podemos afirmar que, conocerte a ti mismo, conocer tus fortalezas, descubrir tus imperfecciones, conectarte con tu cuerpo, tu alma, y tu mente, te ayudará a gestionar correctamente tus emociones, a entender por qué las sientes, a comprender cuál es su origen, a descubrir qué está sucediendo dentro de ti y a vivir lo sientes sin permitir que te abrume ni que te enceguezca el juicio.

Cuando seas verdaderamente consciente de lo que el autoconocimiento y el autocontrol, y la inteligencia emocional en general, pueden beneficiar a tu vida, comenzarás a prestar más atención a lo que haces diariamente, a los pensamientos que ocupan tu mente, a los hábitos que llevas a cabo.

5

INTELIGENCIA EMOCIONAL Y RELACIONES INTERPERSONALES

Tal como pudimos observar anteriormente, algunos componentes de la inteligencia emocional están ligados a la relación existente entre la persona que ha desarrollado este tipo de inteligencia y las personas de su entorno; en base a esto, queremos ampliar y profundizar en esta característica de la inteligencia emocional: las relaciones interpersonales entre las personas... ¿las mejora?, ¿las vuelve más sanas?, ¿ayuda a crear más vínculos?; ¿realmente qué es lo que hace la inteligencia emocional en las relaciones interpersonales?

En este sentido, abordaremos el tema de las relaciones interpersonales vistas desde la óptica de la inteligencia emocional.

¿Quieres tener mejores relaciones con otros? ¡Permanece atento!

¿Qué son las relaciones interpersonales?

Para descubrir el verdadero significado de la oración 'relaciones interpersonales', vamos a descomponer sus partes y descubrir de qué se trata; en este sentido podemos afirmar que la palabra 'relación' analizada desde el punto de vista de su significado en personas es: la unión existente entre dos o más personas; ahora bien, si analizamos el término 'interpersonal', podemos afirmar que: es un adjetivo que hace referencia a lo que ocurre entre dos o más personas

La palabra relación tienen varios significados, es por eso que se necesita un complemento que ubique ese término en el contexto adecuado, en este caso es el adjetivo 'interpersonal'.

Analizado lo anterior podemos afirmar que la oración 'relaciones interpersonales', se refiere a la conexión que se lleva a cabo entre dos o más personas. Dicha relación interpersonal puede basarse en cualquier cosa: dinero, amor, conveniencia, amigos en común, intereses similares, profesiones en común, y realmente cualquier cosa, por ende, cualquier situación puede llevarte a crear un vínculo (sea cual sea el tipo) con otra persona.

Si eres una persona con una autoestima sana y con buenos valores, estarás de acuerdo con que las conexiones que debemos hacer con otros se deben basar en la honestidad, la armonía, los buenos valores y en general que sea sana para todos los involucrados.

¿Cuál es la relación entre la inteligencia emocional y las relaciones interpersonales?

Desarrollar la inteligencia emocional nos provee de todas las herramientas para establecer relaciones interpersonales sanas, empáticas, y fundadas en buenos valores.

Imagínate a una persona que no sepa lidiar con sus emociones, que sea una persona explosiva, que hable y actúe sin pensarlo dos veces, que esté acostumbrada a traicionar a otros, que no sepa comunicarse de una forma asertiva, que no sea consciente de sus errores, pero tampoco de sus fortalezas, que no sea capaz de comprender la situación de otra persona y que no conozca ni ponga en práctica sus habilidades sociales... ¿crees que una persona así sea capaz de establecer relaciones interpersonales sanas? ¡Para nada!

Las personas que aún no han desarrollado la inteligencia emocional están como a la deriva: no se conocen a ellos mismos y, por ende, no son capaces de regular sus emociones; cuando una persona no es capaz de conectarse consigo misma en cuerpo, mente y alma, es imposible que pueda conectarse honestamente con otros, en consecuencia, tampoco podrá ser una persona empática, ni poner en práctica las habilidades sociales que analizamos con anterior... todo lo anterior basado en una sencilla pregunta: ¿es posible que una persona que no se entiende ni se conoce a sí mismo sea capaz de entender y conocer a los demás? Para mí eso es imposible.

Es muy difícil, yo diría que imposible, que una persona que no gestione correctamente sus emociones, que no sea capaz de entender a la otra persona, y que no desarrolle sus habilidades sociales, pueda establecer relaciones interpersonales, por ende, es de aquí de donde radica la relación entre la inteligencia emocional y las relaciones interpersonales: desarrollar la inteligencia emocional te va a permitir establecer conexiones sanas y honestas con otros seres humanos.

¿Cuál es la importancia de la relación entre la

inteligencia emocional y las relaciones interpersonales?

Luego de haber analizado la relación existente entre la inteligencia emocional y las relaciones interpersonales, creo que la importancia es obvia es para mí, pero si aún la ves un poco borrosa, aquí te la explico: la importancia de desarrollar la inteligencia emocional en el marco de las relaciones interpersonales, radica en que la primera te ayudará a alcanzar las segundas... así de sencillo.

En base a lo anterior podemos afirmar que, el desarrollo de la inteligencia emocional te proveerá de todas las herramientas necesarias para crear vínculos sanos y honestos con otras personas, lo que, por supuesto, será de increíbles bendiciones para tu vida.

Si analizamos los componentes de la inteligencia emocional, podremos descubrir que no solo se trata de conocernos a nosotros mismos y de gestionar correctamente nuestras emociones, también se trata de nuestra relación con otras personas, por ejemplo: el sentir empatía no se refiere a nosotros mismos sino a las personas nuestro entorno, el tener carisma, el brindar confianza, y el respeto no solo se refiere a nosotros como personas sino también a nuestra relación con otros.

Los seres humanos somos seres sociales, lo que quiere decir que no vivimos aislados sino, por el contrario, en sociedad... para podernos vincular con nuestro entorno y con las personas que lo integran de una forma sana, honesta, simpática, con confianza, y siempre desde el respeto humano, debemos poner nuestro esfuerzo y motivación en desarrollar la inteligencia emocional.

¡¿Estás preparado para convertirte en tu mejor versión?! Desarrolla la inteligencia emocional.

6

EMOCIONES Y LIDERAZGO

*C*omo hemos podido analizar en nuestra maravillosa travesía por este audiolibro, uno de los aspectos más importantes de la inteligencia emocional es que nos permite conocernos a nosotros mismos, conectarnos con nuestro ser, entender nuestras emociones, comprender lo que sucede en nuestro interior, así como en nuestro alrededor, y a partir de allí poder regular nuestras emociones, motivarnos internamente, ser empático con los demás, y aplicar la confianza, la honestidad, el respeto y el carisma como habilidades sociales para establecer vínculos sanos con otras personas.

Hemos hablado mucho de las emociones, ¿no?

¿Realmente sabes lo que una emoción significa?;

¿verdaderamente sabes controlar tus emociones?; ¿sabes a 'ciencia cierta' cuánto influyen en ti las emociones?; ¿conoces la relación entre las emociones y el ser un líder excelente? ¡De todo esto y más quiero hablarte en este capítulo! Presta mucha atención...

¿Qué son las emociones?

Las emociones son reacciones psicofisiológicas a estímulos: psicológicas porque alteran la atención de la persona y crean redes asociativas en la mente del mismo; fisiológicas porque producen respuestas orgánicas, es decir, ponen en marcha diversos sistemas biológicos, como, por ejemplo: cuando sientes una emoción "fuerte" y se te acelera el corazón, o se eleva tu tensión, o tal vez te produce indigestión; las emociones crean las respuesta psicológicas y fisiológicas de una forma tan rápida y natural que en muchas ocasiones la persona ni lo nota.

Todo lo que acabamos de explicar lo realiza de una forma automática nuestra mente y nuestro cuerpo, ante los estímulos del entorno, los cuales pueden ser cualquier cosa: una persona, un comentario, un animalito, una canción, una película, un mensaje... ¡cualquier cosa!, y lo hace de esa forma automatizada porque responde en base a nuestra mentalidad, a nuestra perspectiva de vida, a nuestros pensamientos, a nuestras creencias y al precedente, es decir, a cómo hemos actuado con anterioridad a estímulos iguales o similares.

¿Qué es el liderazgo?

Luego de haber definido qué son las emociones y cómo se comportan en líneas generales, es importante avanzar dentro del tema general de esta sección, y abordar ahora el siguiente tema: el liderazgo.

El liderazgo puede definirse como la condición de liderar a algo o a alguien, llevado a cabo, mayormente, por personas: por ti y por mí; ahora bien, liderar significa coordinar a un grupo de personas, pero con fundamento en valores como, por ejemplo: la coherencia, el respeto, la pasión, y el compromiso. El líder busca inspirar a través de su palabra y su actuar coherente, desde la visión y la valentía. El líder influye positivamente en las personas a las que lidera, ayudándolos a ser mejores personas y mejores en su trabajo; el verdadero líder logra que las personas de su equipo trabajen con entusiasmo para cumplir con las metas propuestas.

En base a todo lo anterior, podemos afirmar que el liderazgo es el conjunto de habilidades personales y profesionales que tiene una persona... la condición de líder.

Es importante destacar que, el liderazgo ha derrocado a la figura de 'jefe' que antes era tan sobrevalorada; un jefe es aquella persona que cumple la función de autoridad en una organización, empresa o en general cualquier trabajo, que solo se atiene a dar órdenes, y a verificar que las metas se cumplan como han sido pautadas. Podemos observar que, el líder ha derrocado al jefe, porque es el verdadero liderazgo el que influye positivamente en las personas que lidera, las apoya, las motiva, las escucha, y los ayuda a crecer integralmente, fundamentado en los valores que anteriormente mencionamos.

Si te ponen a escoger entre tener como autoridad a un líder, con todas las cualidades que hemos repasado, o tener a un jefe, con todo lo negativo que hemos visto... ¿qué escogerías tú? Para mí la respuesta es bastante obvia: ¡escogería, sin duda, tener a un líder!, y de esa misma manera piensan muchas personas, por ende, es importante que avances conforme avanza el tiempo y que tomes para ti todo lo positivo que trae consigo... ¡conviértete en un verdadero líder!

¿Quieres saber por qué abordamos los temas de las emociones y el liderazgo?; ¿quieres conocer cómo se interrelacionan uno y otro?; ¿quieres saber qué tiene que ver en todo esto la inteligencia emocional? ¡Sigue atento!

¿Cuál es la relación entre las emociones y el liderazgo?

Aunque parezca increíble, las emociones y el liderazgo tienen demasiado que ver... escucha lo siguiente: un líder es calmado; toma las decisiones desde un estado serenidad; no se deja invadir por las emociones y mucho menos permite que lo abrumen las emociones negativas; escucha y comprende a las personas que lidera; sabe escucharse a sí mismo y reconocer sus emociones; es una persona coherente; se comunica desde la asertividad; sabe gestionar de una forma idónea sus emociones; tiene habilidades sociales basadas en la honestidad, la confianza, el respeto, la valentía y otros buenos valores; apoya a su equipo y lo ayuda a crecer integralmente.

¿A qué se te parecen todas esas características que tienen los líderes? ¡Exactamente, a las personas que han desarrollado la inteligencia emocional!, por ende, los verdaderos líderes han logrado desarrollar la inteligencia emocional, la ponen en práctica y la refuerzan día tras día; es de aquí de donde nace la relación entre las emociones y el liderazgo, si logras gestionar correctamente las primeras, serás excelente en lo segundo.

Conocer tus emociones, entenderlas, y hacerlo mismo con los demás, te ayudará a ser un verdadero líder.

7

LA AUTOMOTIVACIÓN

*P*ermítete contarte una historia: había una vez una joven muchacha, que había pasado por mucho en su vida, que había sufrido, que había llorado, que había abandonado su país, pero que también había tenido muchas alegrías... una de esas, era estudiar. La joven muchacha necesitaba ahorrar el dinero suficiente para costear sus estudios, debido a que su familia no podía ayudarla a pagarlos; en este sentido, comenzó a trabajar, ganando algo minúsculo en comparación a lo que necesitaba para costear sus estudios. La joven muchacha comenzó a trabajar día y noche, entre semana y fines de semana también... comenzó a trabajar en muchas cosas al mismo tiempo, y todo con el mismo horizonte: ahorrar lo necesario para pagar sus estudios. Al final, la joven muchacha logró pagar su carrera universitaria, fue la mejor de su clase, y se graduó con honores; esto lo logró porque había algo que ella nunca desamparaba: su motivación... ella se repetía todos los días que sí podía hacerlo, que sus esfuerzos valdrían los sacrificios, que algún día podría hacerlo, ella pensaba en lo que obtendría como resultado de su arduo trabajo... FIN.

¿Qué es la automotivación?

Con el relato anterior quise mostrarte, de una forma gráfica, lo que significa la automotivación; ahora, para regalarte un concepto teórico, la automotivación es: inspirarte a ti mismo cada día, recordarte porqué estás haciendo lo que haces, darte el impulso que necesitas para seguir avanzando, influir en tu estado de ánimo para llevar a cabo los esfuerzos y los sacrificios con entusiasmo porque sabes cuál es la meta que quieres alcanzar, es regalarte a ti mismo las razones para que puedas actuar de una manera determinada y lograr tu meta.

La automotivación es un tipo de motivación, que se diferencia de las otras porque nace de la persona, de su mente, de su ser... es la misma persona quien se motiva sin importar los aspectos externos; esto es muy importante porque muchas veces las personas se desmotivan con facilidad porque su realidad no es la que quisieran, porque tienen muchas situaciones negativas en su entorno, o porque deben esforzarse mucho para obtener lo quieren.

Si aprendes a ser una persona que se automotiva constantemente, sin importar lo negativa que sea tu situación, serás capaz de hacer realidad todos tus sueños, debido a que el cumplimiento de estos dependerá de ti y no de tus situaciones.

¿Existen desmotivadores?

La automotivación, como cualquier aspecto de la vida, tienes sus aspectos positivos y negativos, estos son los desmotivadores: circunstancias internas de cada individuo que le roban la motivación y lo tumban contra el suelo; algunos de ellos son:

Creencias debilitantes.

Las creencias son percepciones que tenemos los seres humanos sobre cada aspecto de la vida, las cuales se comienzan a formar desde el vientre materno y se afianzan o destruyen con el paso del tiempo; algunas de estas creencias son positivas, pero otras son negativas, y por eso reciben el nombre de 'creencias debilitantes' o 'creencias erróneas', porque son perspectivas equivocadas de la vida y el efecto que provocan en la persona que la tiene es que lo debilita, lo limita, le agrega cargas innecesarias a su vida.

Una creencia debilitante es creer que no mereces nada o que no importa lo que te esfuerces jamás conseguirás alcanzar tus metas.

Dialogo interno.

Basado en tus experiencias, creencias e influencias, el dialogo interno son los pensamientos que están en tu mente de manera constante, lo que te dices a ti todo el día… muchas veces nuestro dialogo interno nos ayuda a mantener la calma, a actuar de la forma correcta, a motivarnos constantemente, pero en algunas ocasiones, cuando perdemos el control, nos transporta a los más tétricos escenarios y comenzamos a hablarnos a nosotros mismos de una forma negativa, y con esto lo único que logramos es desmotivarnos.

Una de las formas en las que podemos mejorar nuestro dialogo interior es a través de la aplicación de visualizaciones, afirmaciones positivas, oraciones positivas, y meditación.

Influencias.

Un aspecto que no sucede enteramente en nuestro interior pero que igualmente nos desmotiva, son las influencias; cuando nos relacionamos con personas "victimas", "lloronas", "desleales", "malintencionadas", "infelices", "controladores", "inseguras", "quejosos", "criticones", y pare usted de contar, tu mente va a comenzar a absorber esas conductas y vas a empezar a actuar de esa manera, por ende, vas a entorpecer tu camino a la felicidad, al crecimiento personal, y al desarrollo de la inteligencia emocional.

Te recomiendo que profundices la relación contigo mismo, que te conectes más con tu ser, con la finalidad de que puedas darte cuenta cuándo algo está influyendo positiva o negativamente en ti, y que de esa forma puedes definir lo que quieres hacer: continuar recibiendo la influencia positiva, o detener la influencia negativa que está irrumpiendo en ti.

¿Cuál es la importancia de la automotivación?

Cuando ponemos nuestros esfuerzos para desarrollar nuestra inteligencia emocional, también estaremos apostando por la automotivación, y la mayor importancia de esta gran cualidad es que nos permite tomar el rumbo de nuestra vida, tener en nuestras manos el poder volver realidad todas nuestras metas, y que dependa de nuestra motivación, pasión, disciplina y perseverancia el cumplimiento de nuestros sueños.

La importancia de la automotivación, además de lo comentado, es que nos ayuda a crear un escudo ante las situaciones negativas que nos suceden, con la finalidad de que no nos afecten.

8

EVALÚA TUS ACTITUDES Y REACCIONES ANTE OBSTÁCULOS EN TU CAMINO DE CRECIMIENTO PERSONAL

*P*ara lograr desarrollar la inteligencia emocional, para crecer personalmente, para lograr el éxito y la felicidad, es necesario que evaluemos cómo reaccionamos ante los obstáculos, qué pensamos, qué sentimos, cómo nos comportamos, y cuáles son los resultados que obtenemos; de esta manera podemos observar si seguimos actuando como lo veníamos haciendo o si es hora de 'apretar las tuercas' y cambiar nuestra forma de actuar ante las dificultades.

¡Ese es el propósito de esta sección! Ayudarte a descubrir qué haces y cómo lo haces, y asimismo proporcionarte de algunas herramientas para evaluar constantemente tus reacciones y actitudes ante las situaciones que la vida te presenta.

¿Qué es ser reactivo y/o proactivo?

Ser reactivo o proactivo son conductas que los seres humanos pueden implementar en su vida, tanto de forma diaria, como ante los obstáculos y dificultades que se presentan continuamente en el entorno de cada quien.

La conducta reactiva es la reacción pasiva que tienen algunos seres humanos ante la vida, y se basa en esperar tranquilamente que la vida haga su jugada y después reaccionar ante lo que ha ocurrido (de ahí nace el nombre de 'reactivo'); las personas que implementan la conducta reactiva en sus vidas, no tienen el control de ella ni de sus actitudes, sino que le ceden ese control a sus emociones y a las circunstancias de su entorno. Son personas negativas por excelencia.

Las personas que implementan la conducta proactiva, son aquellos que toman las riendas de sus vidas, que no ponen excusas ante lo que les sucede, que no culpan a los demás de lo negativo que ocurre, sino que buscan aprender de eso y evolucionar. Son personas positivas que no se sientan a esperar que las cosas ocurran, sino que hacen todo lo posible para que así pase, utilizando lo que tienen en su entorno, su actitud, y la gestión correcta de sus emociones.

¿Cómo reaccionas ante lo que sucede en tu entorno?

¿Alguna vez te has puesto a pensar cómo reaccionas ante lo que te sucede?; ¿alguna vez has considerada pensar si es tu responsabilidad lo que pasa?; ¿en alguna oportunidad has sido consciente de tu reacción ante lo que te ocurre?

Es importante que seas una persona consciente de ti mismo, que tengas una relación profunda con tu ser, que estés en conexión con tu mente cuerpo y alma, teniendo como una de tantas finalidades para hacer eso: tener conocimiento de tu reacción ante lo que sucede en tu entorno.

Todo lo anterior te lo comento en base a que, para poder ser felices, para poder estar en paz y armonía, para ser personas calmadas y serenas, para poder vivir en abundancia y prosperidad, para ser inteligentes emocionalmente, debemos ser conscientes de que no somos capaces de controlar lo que sucede en nuestra vida, que no podemos controlar lo que acontece en nuestro entorno, que no tenemos la habilidad de elegir que nos sucedan las cosas tal y como quisiéramos y partiendo de ahí, comenzar a ser personas más atentas a nuestras reacciones y actitudes, ante lo que nos sucede.

En base a lo comentado, es importante que comencemos a prestar más atención a lo que nos sucede, y no enfocarnos en eso que nos ocurre, sino más que todo en cómo estamos reaccionando, en cómo nos estamos comportando, en qué tenemos en nuestra mente, y en qué le estamos diciendo a otros y a nosotros mismos.

Recuerda ese dicho popular que reza lo siguiente: ante las adversidades algunas personas lloran, mientras que otros fabrican y venden pañuelos; recordándote ésta pequeña oración quiero hacerte ver que las cosas malas o negativas le suceden a todo el mundo, pero ¡eres tú!, y somos cada uno de nosotros, los responsables de sacarle provecho a esa situación, de buscarle el lado positivo, de aprender, evolucionar y convertirnos en la mejor versión posible de nosotros mismos.

Recomendaciones para evaluar tus actitudes y ser más consciente de ellas.

A continuación, quiero regalarte algunos tips para

que puedas ser más consciente de tus actitudes y reacciones ante lo que ocurre en tu vida.

Detente a pensar.

Cuando sientas que las emociones te invaden, ¡detente!, nada bueno sale de estar agitado por las emociones, abrumado o frustrado por ellas... es mejor que te detengas a pensar, a analizar lo que ha sucedido, a descubrir cuál es el origen de la emoción que vives, y, por último, a entrar en un estado de calma y de serenidad donde puedas analizar de una mejor manera la situación que estás viviendo.

Evalúa antes de tomar decisiones.

No tomes las decisiones a la primera, y muchos menos si estas abrumado, emocionado o triste por algo que te ha sucedido; estar sereno es el estado ideal para analizar la situación, las posibles soluciones y/o decisiones, para evaluar detenidamente cada uno de sus pros y sus contras, y al final tomar una decisión que parezca ser la adecuada para el momento en el que vives.

Utiliza papel y lápiz.

Una de las técnicas que puedes llevar a cabo para

analizar la situación y la actitud que tienes ante ella es utilizando papel y lápiz… te recomiendo que primero te desahogues con todo lo negativo que te ha sucedido o de todo lo malo que puedas pensar de lo que te ocurre, para que así puedas liberar tu mente de toda esa negatividad y dejar espacio para lo bueno; luego de anotar todo lo que a tu juicio es negativo, obsérvate con honestidad y mira cómo has respondido tu ante todo eso, y posterior a que describas tu actitud comienza a pensar qué bueno puedes obtener de esa situación y crea un plan para cambiar tu actitud negativa y de derrota, a una actitud positiva y de ganador.

9

BENEFICIOS DEL MANEJO DE TU
INTELIGENCIA EMOCIONAL

*L*uego de haber analizado todos los aspectos de la inteligencia emocional, los básicos y los más profundos, es momento de detenernos un momento y enumerar cada uno de los beneficios que puedes obtener si desarrollas la inteligencia emocional… eso es precisamente lo que quiero hacer en esta sección: mostrarte cada uno de los beneficios del desarrollo de este tipo de inteligencia, para que así pueda motivarte y que tú mismo te convenzas de poner todos tus esfuerzos en desarrollarla.

Los beneficios de la inteligencia emocional podemos dividirlos en dos grandes grupos: los personales y los interpersonales… ¡sigue atento!

Beneficios personales.

Son los beneficios que podrás obtener exclusivamente para ti si desarrollas la inteligencia emocional; algunos de ellos son:

Eres consciente de lo que sientes y eres capaz de controlarlo.

Cuando has logrado desarrollar la inteligencia emocional, comienzas a ser consciente de lo que ocurre en tu interior, de las emociones que vives, de por qué las vives y cuál es el efecto que tienen en ti; adicionalmente, no solo eres consciente de lo que ocurre dentro de ti, sino que aprendes a gestionarlo de la forma correcta, con la finalidad de no permitir que las emociones tengan el control de ti y de tus actitudes, y que mucho menos te abrumen o te frustren.

Aumenta la sensación de alegría y satisfacción.

Cuando eres capaz de reconocer lo que ocurre dentro de ti, de entenderlo y de controlarlo, te conviertes en una persona más feliz, más alegre, y más satisfecha con tu vida y con lo que ella representa.

Disminuye la ansiedad y el estrés.

Al no permitir que las emociones invadan tu vida,

que te abrumen o te frustren, también estas impidiendo que la ansiedad y el estrés se apoderen de ti vida. No se trata de que nunca más sentirás esas emociones, sino que ahora serás capaz de pensar y reflexionar desde la calma y la serenidad: qué siento, por qué lo siento, qué puedo hacer para liberarme de estas emociones.

Te comunicas efectivamente.

Cuando desarrolles la inteligencia emocional, comenzarás a comunicarte desde la asertividad, por ende, empezarás a comunicarte de una forma efectiva, concreta, sin divagaciones, defiendo tus derechos y siempre desde el respeto a ti mismo y a los demás.

Eres más productivo.

Cuando no pierdes el tiempo en sentirte frustrado, abrumado, pensando en los problemas, ni con la negatividad, comienzas a estar más enfocado en las cosas buenas, en tus metas, en ti, en tu familia y amigos, y de esta manera te convertirás en una persona más productiva, tanto en su vida personal como profesional.

Eres capaz de alcanzar tu propia versión del éxito.

Al desarrollar la inteligencia emocional tienes todas las herramientas al alcance de tu mano para hacer realidad tu propia versión del éxito, incluyendo los aspectos personales, profesiones, familiares, espirituales y cualquiera que quieras incluir. Crea tu propia versión del éxito y apóyate de la inteligencia profesional para cumplirla.

Beneficios interpersonales.

Son los beneficios que podrás obtener para ti y que adicionalmente beneficiarán tus relaciones con los demás si desarrollas la inteligencia emocional; algunos de ellos son:

Entiendes a los demás de una mejor manera.

Cuando eres una persona inteligente emocionalmente comienzas a entender a los demás de una mejor manera, comprendes lo que hacen y por qué lo hacen, entiendes su forma de ser y su mentalidad. La inteligencia emocional abre tu mente y comienzas a comprender a los demás desde su realidad y no desde la tuya.

Creas vínculos sanos.

Uno de los beneficios de la inteligencia emocional es que te permite crear vínculos sanos con otras personas, por ende, consolidas relaciones interpersonales desde el respeto, la honestidad, la confianza y los buenos valores.

Cuando tú eres una persona sana, comienzas a conectar con personas que también lo son, por ende, empiezas a establecer vínculos interpersonales sanos, honestos y de beneficio para todos los involucrados.

No estás a la defensiva ni te tomas todo personal.

Cuando entiendes tu mundo y el mundo del otro, comienzas a tener una autoestima y una autoconfianza sana, lo que te permitirá estar calmado ante las situaciones, la actitud de otras personas e incluso ante los comentarios de terceros, sean estos malintencionados o no, por ende, comenzarás a sentirte en paz y serenidad, no estarás a la defensiva, ni te tomarás todo lo que las personas digan y hagan de forma personal.

Eres más empático y comprensivo.

Cuando comienzas a desarrollar la inteligencia emocional, te empiezas a convertir en una persona empática, es decir, que puedes ser capaz de entender las emociones, la actitud, las decisiones y el mundo de la otra persona desde sus zapatos y no desde los tuyos, pero sin perder la objetividad ni dejarte abrumar por esa situación; adicionalmente, comienzas a ser una persona más comprensiva con otros, incluso cuando te han hecho daño, y tu comportamiento será coherente con esa realidad.

¡¿Qué están esperando para obtener todos estos beneficios?!

10

CLAVES PARA CONTROLAR TUS EMOCIONES

*E*n esta sección quiero regalarte algunas recomendaciones para que seas capaz de gestionar correctamente tus emociones, y que así puedas desarrollar la inteligencia emocional y adquirir para tu vida todos sus beneficios.

¡Mantente atento! Te voy a regalar 7 claves esenciales que debes tomar en cuenta si quieres tomar el control de tu vida, si quieres desarrollar la inteligencia emocional, y si quieres aprender a reconocer y a entender tus emociones.

1. RECONOCE TUS FORTALEZAS, HABILIDADES Y VIRTUDES.

Normalmente, cuando ocurre alguna circunstancia negativa a nuestra vida, lo primero que hacemos es derrumbarnos, creer que no podemos, sentirnos sin fuerzas, lanzarlos contra el suelo, y de esta forma nos enfocamos en lo negativo, dejando a un lado todo lo positivo que nos rodea: nuestros talentos, las habilidades que hemos desarrollado, las personas que nos apoyan, y otros aspectos positivos que sin importar la situación tendremos a nuestro favor.

Lo que sucede es que cuando sucede algo negativo nuestra visión se nubla y nos afianzamos a eso negativo que tenemos ante nuestros ojos... hoy te invito ¡a dejar lo negativo a un lado!, y apoyarte de los aspectos positivos que sin duda te acompañan, aprende a reconocerlos y a aplicarlos en tu vida.

2. DISTRÁETE.

Puedes usar la técnica de la distracción para desviar tu atención de la emoción negativa que te está comenzando a abrumar, de esta manera podrás distraerte, pensar en otra cosa, llevar a cabo otra actividad, y así bajar los niveles de ansiedad y estrés, con la finalidad de estar más calmado y sereno y abordar el problema o la dificultad desde ese nivel.

3. PIENSA EN EL FUTURO Y EN LA CONSECUENCIA DE TUS ACCIONES.

En muchas ocasiones las emociones negativas nos enceguecen de tal manera que perdemos de vista que existe un futuro para nosotros, para nuestra vida y que cada acción que tomemos tiene consecuencias tanto positivas como negativas; en este sentido, te invito a que cada vez que sientas que pierdes la visión por una emoción intensa, recuerdes que tienes un futuro y que tus decisiones tienen consecuencias.

4. UTILIZA TÉCNICAS QUE TE RECUERDEN LO IMPORTANTE, VALIOSO Y ASOMBROSO QUE ERES.

Lleva a cabo prácticas como las visualizaciones, las afirmaciones y las oraciones positivas, con la finalidad de que, a través de ellas, puedas vencer miedos, eliminar hábitos tóxicos, destruir creencias debilitantes y afianzar todos tus aspectos buenos y positivos. A través de esas técnicas podrás tener un mejor manejo de tus emociones, incluso puedes crear una oración positiva para cuando sientas que te está venciendo el estrés y la ansiedad, con la finalidad de volver a un estado de serenidad que te permita ver la vida desde un punto de vista más positivo.

5. PRACTICA LA MEDITACIÓN DE FORMA CONSTANTE.

Los beneficios de la meditación están comprobados científicamente, y algunos de ellos son: aumenta los niveles de empatía y comprensión, ayuda a eliminar hábitos toxicos, mejora la salud de las personas incluso los problemas cardiovasculares, incrementa la sensación de felicidad y satisfacción, disminuye los niveles de estrés y ansiedad. La meditación se vale de la plasticidad del cerebro, y literalmente, cada beneficio que obtienes es porque una parte de tu cerebro ha sido modificada.

6. PON EN PRÁCTICA HERRAMIENTAS QUE TE AYUDEN A SER CONSCIENTE DE LAS EMOCIONES QUE VIVES A DIARIO.

Si comienzas a utilizar herramientas que te hagan más fácil ser una persona más consciente de sus emociones, empezarás, poco a poco, a lograrlo. Una de las que puedes poner en práctica es un diario de emociones, en el que puedes comenzar a escribir: qué sientes, por qué crees que lo sientes, y qué crees que puedes hacer para no dejarte abrumar por esa emoción.

7. APRENDE A RECONOCER TUS EMOCIONES.

Es importante que aprendas a reconocer lo que sientes, a entender por qué lo sientes, y a ser consciente de lo que está ocurriendo dentro de tu ser; de esta manera podrás ser capaz de entender y lidiar con el origen de la emoción y no con la emoción misma.

¿Qué esperas para poner en práctica estas 7 claves y tener el control de tus emociones?; ¿qué esperas para tomar las riendas de tu vida y de lo que sientes?; ¿qué esperas para aprender a reconocer tus emociones y a gestionarlas correctamente?

¡Comienza a tomar el control de tu vida, de tus emociones, y de todo tu ser!

CONCLUSIÓN

Estimado lector, que maravilla que hayas terminado de escuchar este audiolibro, ¡ya estás listo para cambiar tu vida!; ahora es cuando comienza la verdadera travesía: es hora de poner en práctica todas las herramientas que aquí te regalamos, de que las aprendas y las implementes en tu vida diaria, que le 'saques el jugo' a ellas, y asimismo a tu vida, que puedas ser un verdadero líder, ser exitoso, que puedas tener un correcto manejo de tus emociones, que puedas consolidar relaciones sanas con otros, y muchas otros aspectos que cambiarán tu vida para mejor y para siempre.

Con la finalidad de rememorar todo lo que pudiste aprender durante este audiolibro, te mencionaré varios aspectos interesantes y que siempre debes tener en cuenta:

En primer lugar, la inteligencia emocional es un tipo de inteligencia que se basa en que la persona que la ha logrado desarrollar puede reconocer y entender sus propias emociones, al mismo tiempo que las manejar correctamente, de igual forma, también puede entender y comprender las emociones de los demás desde su realidad, sin perder la objetividad. Uno de los principales beneficios de la inteligencia emocional es que permite que la persona que la desarrolle, pueda vivir las emociones, reconocerlas, y entender su origen, pero sin abrumarse, estresarse, ni caer en la ansiedad.

En segundo lugar, aprendiste que los componentes fundamentales de la inteligencia emocional son: el autoconocimiento o también denominado autoconsciencia, el autocontrol o también denominado autorregulación, la motivación, la empatía y la habilidad social. Dentro de este punto también pudiste conocer la importancia de estos aspectos, la interrelación que tienen entre, y lo trascendentales que resultan ser para los seres humanos.

En tercer lugar, pudiste conocer que la inteligencia emocional tiene que ver con muchos aspectos importantes, como, por ejemplo: ser un líder, alcanzar tu propia versión del éxito y consolidar relaciones interpersonales sanas; para estos fines dedicamos 3 capítulos fundamentales en este audio-libro, que exploran los siguientes conceptos: emociones, éxito, liderazgo y relaciones interpersonales, acompañados de su correspondiente importancia.

En cuarto lugar, exploraste qué es la automotivación, su importancia para el ser humano, los desmotiva-dores con los que lidiamos a diario, que son: las creencias debilitantes, el dialogo interno, y las influencias.

En quinto lugar, pudiste aprender la importancia de tus actitudes ante las situaciones de la vida, de evaluarlas, de ser reactivo o proactivo, de cómo debes reaccionar correctamente ante las circunstan-cias y de algunas recomendaciones que debes tomar en consideración para evaluar tus actitudes y comportarte correctamente ante las situaciones negativas… algunas de ellas son: detente a pensar, evalúa antes de tomar decisiones, y utilizar lápiz y papel para desahogarte.

Por último, te proporcionamos toda la información relevante sobre los beneficios de la inteligencia emocional y sobre las claves para controlar las emociones correctamente. Algunos de los beneficios que podrás obtener si desarrollas este tipo de inteligencia son: consciencia sobre lo que sientes y capacidad para regularlo, entender las situaciones y emociones de los demás, consolidar vínculos sanos con otras personas, entre otros.

¿Estás listo para controlar tus emociones?; ¿estás preparado para tomar las riendas de tu vida?

www.ingramcontent.com/pod-product-compliance
Lightning Source LLC
Chambersburg PA
CBHW031133020426
42333CB00012B/365